Desinfectante para manos casero:

Geles fáciles de hacer antivirales con la fórmula recomendada por la OMS

Por Sam Mickelsen

Índice

Introducción

No hay duda de que vivimos en un mundo que está cada vez más contaminado y las enfermedades virales causan más estragos cada día. Para muestra, la gran enfermedad de 2020 que paralizó el mundo.

Esto es porque estamos cada vez más expuestos a bacterias, que se adquieren fácilmente con el contacto diario con personas con las que compartimos cada día.

Sucede en casa, en la oficina, en la escuela, la calle, el bus, en todos los lugares donde compartimos contacto.

Cuando se está expuesto a esta contaminación de la vida diaria, es imposible evitar que seamos portadores de bacterias, pero sí es posible mantenernos a salvo y tratar de contrarrestarlas, de ahí la importancia de usar un gel antibacterial: una forma práctica, antiséptica y útil sin necesidad de usar agua para nuestras manos.

Su acción desinfectante y antiséptica comprobada, ayuda a que elimine el 99,9 % de los microorganismos normales de las manos, lo que significa que protege de enfermedades virales.

Lo mejor es que utilizar el antibacterial correcto no afecta el medioambiente. El gel es de uso práctico y sencillo. Solo basta aplicar un poco sobre la palma de la mano, esparcirlo en toda su superficie con las yemas de los dedos y finalmente dejarlo secar sin agitar las manos.

Por supuesto, los organismos de salud recomiendan lavarse las manos a menudo, más en estos tiempos, hacerlo con agua y jabón, luego de ir al baño, luego de salir, antes de comer y después de sonarse la nariz, toser o estornudar.

El lavado de manos debe durar al menos 30 segundos, y el jabón debe cubrir las palmas de las manos, los dorsos y entre los dedos, especialmente el pulgar.

Sobre el papel de los geles antibacteriales, se dice que se usen cuando no se tenga a mano el uso de agua y jabón para limpiarse.

En cuanto a los geles antibacteriales, seguramente has visto muchos modelos y tamaños, colores, formas, olores y características, pero no todos son tan efectivos o no todos están diseñados para cumplir determinados parámetros, es por ello que en este pequeño libro o guía te hablaremos del gel antibacterial que recomienda la OMS, además de cómo prepararlo, almacenarlo y procesarlo. La Organización Mundial de la Salud recomienda dos tipos de antibacterial con unas especificaciones muy claras, estas, las plasmamos a continuación.

La Organización Mundial de la Salud (OMS) ha dado muchos consejos en estos tiempos donde la situación obliga a tomar medidas en casa para no terminar contagiado.
Uno de esos consejos ha sido el uso de los geles antibacteriales. Como era de esperar, comenzaron a escasear a nivel mundial justo días después de desatarse la pandemia, donde todos han acumulado el preciado producto por la situación que se desarrolla.
Es por este motivo que la OMS compartió dos fórmulas para poder hacer desinfectante para manos en casa.
Antes de que pases a leer cómo es que se preparan, debes tener cuidado con las indicaciones, pues en caso de hacerlas de forma errada, se pueden producir alergias en la piel cuando se aplique el producto.
Muchas de las recetas caseras usan una mezcla de dos tercios de alcohol al 91 o al 99% con un tercio de gel de aloe vera. El problema es que es muy difícil controlar la manera cómo se diluye el alcohol en el producto final, y también el garantizar que la mezcla no se contamine con bacterias.
Entonces, para poderlo preparar con éxito, debes seguir las siguientes indicaciones.

Las formulaciones recomendadas por la OMS

La siguiente guía es para la elaboración local de formulaciones para desinfectarse las manos y se divide en dos secciones específicas:

Parte A

Tiene indicaciones para la preparación de la fórmula por los farmacéuticos. La recomendación es que se coloque la información a la mano para que no se pierda ningún paso.

Parte B

Es un resumen de la información técnica básica. Se toma de las Directrices de la OMS sobre higiene de las manos en la atención sanitaria 2009.
Allí encontrará información importante sobre seguridad y costos, así como información sobre los dispensadores y distribución.

Guía para elaborar a nivel local

Estos son los materiales necesarios:

Reactivos para el primer gel antibacterial:

- Etanol al 96%
- Glicerol al 98%.

- Peróxido de hidrógeno al 3%.
- Agua destilada estéril y si no tienes, agua hervida fría.

Reactivos para el segundo gel antibacterial

- Alcohol isopropílico al 99,8%
- Peróxido de hidrogeno al 3%
- Glicerol al 98%
- Agua destilada estéril o agua hervida fría.

También se va a necesitar para ambas preparaciones:
- Botellas de vidrio o plástico de 10 litros con tapón interior de rosca.
- Depósitos de plástico de 50 litros, que sea de polipropileno o polietileno de alta densidad y traslúcido, de modo que se pueda ver el nivel del líquido.
- Depósitos de acero inoxidable de 80 a 100 litros para hacer las mezclas sin que se desborde.
- Mezcladores de madera, plástico o metal.
- Probetas y jarras medidoras.
- Embudo de plástico o metálico.
- Botellas de plástico de 100 mililitros con cierre a prueba de fugas.
- Botellas de vidrio de 500 mililitros con tapón de rosca.
- Un alcoholímetro, la escala de temperaturas se ve en la parte inferior y las concentraciones de etanol en porcentajes v/v y p/p en su parte superior.

Claro, no tienes que tenerlos todos, estos son los envases opcionales que puedes utilizar de acuerdo al volumen que vayas a preparar.

Como nota, el glicerol se utiliza como hidratante aunque es posible usar otros emolientes para el cuidado de la piel. Siempre y cuando sean económicos, fáciles de conseguir y miscibles en agua y alcohol y no incrementen la toxicidad ni favorezca las alergias.

El peróxido de hidrogeno se utiliza para desactivar las esporas bacterianas contaminantes de la solución y no es una sustancia activa para la antisepsia de las manos.

Cualquier otro aditivo agregado en cualquiera de las dos preparaciones, tiene que estar debidamente etiquetado y carecer de toxicidad en caso de consumo accidental.

Se puede añadir un colorante para diferenciar los fluidos siempre y cuando no aumenta la toxicidad. No es recomendable agregar perfumes o tintes, para evitar reacciones alérgicas.

¿Cómo prepararlo? Receta para 10 litros

Se pueden preparar en botellas de vidrio de 10 litros con tapón interior de rosca.

Lo necesario para el primer gel antibacterial

- Etanol al 96%, cantidad 8333 ml.
- Peróxido de hidrogeno al 3%, cantidad 417 ml.
- Glicerol al 98%, cantidad 145 ml.

Lo necesario para el segundo gel antibacterial

- Alcohol isopropílico al 99,8%, cantidad 7515 ml.
- Peróxido de hidrogeno al 3%, cantidad 417 ml.
- Glicerol al 98%, cantidad 145 ml.

Preparación paso a paso

Comienza por verter el alcohol tal como sale en la fórmula, ponlo en la botella grande o envase elegido, hasta la marca graduada.

Procede ahora a añadir el peróxido de hidrogeno con la probeta.

El siguiente paso es añadir el glicerol con una probeta. El glicerol es viscoso y se adhiere a las paredes de la probeta, por tanto la debes limpiar con agua destilada estéril o agua hervida, antes de verter el contenido en la botella.

Llena la botella o depósito hasta los diez litros con agua destilada o hervida. Apenas hagas esto, procede a tapar rápidamente para evitar la evaporación.

Mezcla todo lentamente, utilizando un agitador.

Procede a distribuir de inmediato la solución entre los recipientes finales. Por ejemplo las botellas plásticas de medio litro o de 100 mililitros.

La idea es que prepares toda la mezcla completa y luego la distribuyas en los volúmenes en los que la vas a utilizar.

Someta las botellas a una cuarentena de 72 horas antes de comenzar a utilizarlas.

Durante ese tiempo las esporas presentes en el alcohol o en las botellas nuevas o reutilizadas serán destruidas.

Los productos finales serán así:

Gel antibacterial 1

- Etanol al 80% v/v
- Glicerol al 1.45% v/v.
- Peróxido de hidrogeno al 0125% v/v.

Gel antibacterial 2

- Alcohol isopropílico al 75 % v/v.
- Glicerol al 1.45% v/v.
- Peróxido de hidrogeno al 0125% v/v.

Sobre el control de calidad

Es importante que realices un análisis cuando no se tenga un certificado de análisis que garantice la titulación del alcohol, es decir, la producción local. La concentración del alcohol se debe revisar con el alcoholímetro y ajustar el volumen para conseguir la concentración esperada.

El análisis posterior a la elaboración es menester hacerlo cuando se trabaja con etanol o una solución de isopropanol. Se debe utilizar el alcoholímetro para controlar la concentración de alcohol en la solución final. Los límites aceptables deben quedar fijados en torno al +5% de la concentración deseada. 78-85% en el caso del etanol.

El alcoholímetro se tiene que utilizar con etanol, si se usa para controlar una solución de alcohol, una solución al 75% aparecerá indicada al 77% en la escala a 25° C.

Informacion general

El etiquetado que se utilice tiene que ser acorde a las directrices nacionales y debe reflejar esta información.

- Nombre de la institución.
- La formulación recomendada por la OMS para desinfectar las manos.
- Para uso externo.
- Evitar contacto con los ojos.
- Mantenerlo fuera del alcance de los niños.
- Fecha de producción y número de lote.
- La forma de uso, que diga que se debe verter una cantidad en la palma de la mano, extenderlo por toda su superficie de ambas manos y frotar hasta que se sequen.
- La composición de etanol, alcohol, glicerol y peróxido de hidrogeno.
- Hablar de lo inflamable que puede llegar a ser.

Los espacios para la preparación

Los mejores lugares para preparar las soluciones son en espacios con aire acondicionado o frescos. No vayas a encender fuego o producir humo. Ni siquiera fumar.

No prepares más de 50 litros a la vez, esto por las condiciones de la ventilación que no es especializada, por muy fresco que sea el sitio, no es adecuado para altas producciones.

El etanol no diluido es inflamable y puede arder a temperaturas tan bajas como 10° C. por lo que debe ser diluido como se explicó antes.

Ventajas de desinfectarse las manos a base de alcohol en la atención sanitaria

Es sumamente necesario hacer la desinfección de las manos para eliminar cualquier microorganismo nocivo que tengas en las manos.

La desinfección según la OMS se recomienda por estas razones:

- La actividad microbicida, rápida y de amplio espectro, tiene grandes ventajas y el riesgo a generar resistencias a los agentes microbianos es mínima.
- Son valiosos en lugares apartados donde no hay buenas condiciones para asearse, contar con estos geles.
- Fomenta más frecuencia en la higiene de las manos, es más rápido, más conveniente y además se ahorra mucho dinero en la limpieza de las manos.
- Reduce el riesgo de efectos adversos, es más seguro y mejor tolerado que otros productos.

Informacion sobre los geles antibacteriales a base de alcohol para limpiarse las manos, según la OMS

En vista de lo que sucede en estos tiempos en el mundo y la efectividad que están mostrando estos productos, la OMS recomienda usar geles a base de alcohol para la antisepsia habitual de las manos.

Al momento de hacer compra de productos para la desinfección, toca adquirir los que tienen en sus composiciones elementos que los comprendan como microbicidas eficaces y sea aceptado por los profesionales sanitarios. Si se ven las composiciones originales, estas diferirán de la fórmula descrita anteriormente, la descrita se recomienda cuando no se tiene a mano el producto comercial apropiado o que este sea demasiado costoso.

Eficacia

Estas formulaciones recomendadas para desinfectarse las manos son tan eficientes tanto para la antisepsia higiénica como para la limpieza previa a una cirugía.

Desinfección de las manos con fines higiénicos

La actividad microbicida que tienen los dos geles, ha sido probada en laboratorios de referencia de la OMS con arreglo a las normas de EN 1500. Se concluyó que la actividad era equivalente a la de la sustancia de referencia, isopropanol al 60% v/v para la antisepsia con fines higiénicos.

Preparación de las manos previo a cirugías

Las dos fórmulas expresadas anteriormente han sido probadas en laboratorios de referencia de distintos países de Europa a los efectos de evaluar la idoneidad para la preparación previa a la cirugía con arreglo a la norma europea EN 12791 aunque la formulación I no superó la prueba en ninguno de los dos laboratorios y la formulación II lo hizo en solo uno de ellos.

Estas formulaciones recomendadas tienen una excelente tolerabilidad, tiene buena aceptación por parte de los profesionales y son de bajo costo. Los expertos de la OMS afirman que ambas formulaciones son ideales para la preparación previa a las atenciones quirúrgicas.

Las instituciones que elijan utilizarlos deben asegurarse de que efectúan como mínimo tres aplicaciones o más en el periodo de tres a cinco minutos para los procedimientos quirúrgicos de duración superior a dos horas.

Los cirujanos deberían efectuar luego de este tiempo un segundo tratamiento con un frotamiento de un minuto, aunque este aspecto aún está en investigación.

Las enseñanzas conseguidas a nivel mundial

En todo el mundo son muchos los profesionales que han emprendido con éxito la producción local de las dos fórmulas recomendadas por la OMS.

La composicion de las formulaciones a base de alcohol para producir a nivel local

Los posibles componentes de los productos que recomienda la OMS para la desinfección de las manos, compatibilizan las limitaciones de costos con la eficacia microbiológica. Las compras de los ingredientes sin elaborar dependerán de la disponibilidad del material de menos calidad en el mercado.

Por eso es importante seleccionar cuidadosamente los proveedores a nivel local, para la preparación en el lugar o en una instalación de producción local, se recomiendan las dos formulaciones, como se dijo antes hasta de un máximo de 50 litros.

Materiales no elaborados

Aunque el alcohol es el componente activo de las formulaciones, se deben respetar algunos aspectos relacionados a otros componentes.

Todos los materiales sin elaborar, que se usen preferiblemente exentos de esporas bacteriales viables. En la información a continuación podrás ver los materiales sin elaborar que procederá a utilizar en consideración:

H2O2

La baja concentración de H_2O_2 tiene la misión de ayudar a eliminar las esporas contaminantes en las grandes soluciones y en los recipientes. No es una sustancia activa para la antisepsia de las manos.

El H2O2 agrega un aspecto de seguridad de valor, aunque el uso de concentraciones de 3 al 5% para la elaboración podría complicarse por la naturaleza corrosiva y la dificultad para conseguirla en algunos países.

Aun se debe investigar para poder evaluar la disponibilidad de H2O2 en distintos países, así como la posibilidad de utilizar una solución primaria con una concentración menor.

Glicerol y otros humectantes o emolientes

Se agrega glicerol por los efectos hidratantes para mejorar la aceptabilidad del producto.

Se pueden usar otros hidratantes o emolientes para cuidar la piel, siempre y cuando sean asequibles, se encuentren disponibles a nivel local, sean miscibles en agua y alcohol y no sean tóxicos y sí hipo-alergénicos.

Se ha elegido al glicerol como una sustancia segura y de bajo costo. Se puede considerar la posibilidad de reducir el porcentaje de esta con el fin de que el producto sea menos pegajoso.

El uso del agua correcta

Lo mejor sería utilizar agua destilada estéril para las formulaciones, se puede también en su defecto utilizar agua hervida y que esté fría, al natural. No debe mostrar partículas visibles.

Incorporación de otros aditivos

Se recomienda el no poner otros ingredientes distintos a los y especificados aquí. En caso de que los agreguen, se deben justificar las razones para ello. Así como tener documentación sobre la seguridad y compatibilidad con los otros ingredientes, indicando en la etiqueta los detalles pertinentes.

No se disponen de datos que permitan evaluar la conveniencia de agregar aglutinantes a las formulaciones líquidas recomendadas por la OMS, ya que esto podría acrecentar la dificultad como el costo de producción y además reducir su capacidad antimicrobiana.

Como ya se dijo, no se recomienda agregar perfumes para evitar reacciones alérgicas.

Adquisición de los componentes, enseñanzas extraídas a nivel mundial basada en experiencia de productores

Etanol

Dado los costos es más viable adquirir a nivel local los elementos necesarios para la preparación.

Se puede conseguir de la caña de azúcar o de trigo.

Se condiciona por la existencia de licencias y la obligación de mantener un registro con varias normas. Es importante tenerlo en cuenta para su producción.

Isopropopilo

Es menos complejo de adquirir en algunos países.

Peróxido de hidrogeno

En cinco lugares lo complejo para poderlo adquirir obligó a importarlo.

La producción y el almacenamiento

La fabricación de las formulaciones que recomienda la OMS para desinfectar las manos, es posible si los gobiernos locales y las autoridades pertinentes están pendientes de los controles de calidad, esto ayudará a mantener los costos de producción lo más económico posibles.

Para la producción y almacenaje de las fórmulas, así como para almacenar los materiales se deben aplicar reglas especiales. Hay que tener en cuenta que el etanol no diluido es altamente inflamable, puede arder a temperaturas muy bajas. Entonces sería bueno diluirlo en concentraciones tal como lo hemos indicado antes.

Es tan serio este punto que la OMS ha estudiado redactar directrices adicionales sobre la producción a escala.

Sobre las instalaciones de producción y personal

Los principales productores de los geles antibacteriales son los farmaceutas calificados, claro, hay quienes los hacen a baja escala para el consumo personal.

Los que hacen grandes cantidades llegan a buenos números que van desde los 10 hasta los 600 mil litros mensuales en las instalaciones de prueba.

Lo hacen principalmente en farmacias de hospital o en empresas farmacéuticas nacionales y para poderlo hacer pusieron en marcha los envases recomendados o de acero inoxidable y vidrio.

Dejándolos finalmente en envases de 100, 385 y 500 mililitros, dependiendo del tipo de uso que le vayan a dar.

Quienes proveen estos envases a veces puede ser un problema, porque toca buscar el proveedor, aunque otros han dado con proveedores que le han suministrado la cantidad y con las características correspondientes.

Los volúmenes de almacenamiento

Sobre la cantidad, las condiciones y las formas de almacenaje, hay condiciones especiales. Lo que se ha elaborado a novel local no debe pasar los 50 litros almacenados. Incluso menos si así lo exigen las leyes locales o nacionales.

Proceso de limpieza y desinfección de las botellas

Este punto es sumamente importante, leer con atención:
Se deben reunir las botellas vacías en un lugar centralizado, para darles el tratamiento por medio de protocolos de trabajo normalizados.

Hay que lavar meticulosamente las botellas con detergente y agua corriente para eliminar cualquier elemento residual.

Si las botellas son resistentes al calor, hay que desinfectarlas poniéndolas a hervir en agua. Esta desinfección, la térmica, es mejor que la química, ya que limpiar con jabón y otros elementos puede ser más costoso a nivel de alta producción.

Si haces desinfección química, esta se basa en que se laven las botellas en una solución que tenga 1000 ppm de cloro por quince minutos o más, aclarándolas a continuación con agua estéril o hervida.

Luego de desinfectarla de manera térmica o química, dejar secar totalmente las botellas, para esto ponlas boca abajo en un estante acorde para ello, luego tápelas y almacénelas a salvo del polvo hasta que las vayas a utilizar.

Control de calidad

Si se consigue alcohol concentrado por medio de elaboración local, hay que verificar la concentración de alcohol, efectuando los ajustes de volumen pertinentes. Se debe usar alcoholímetro para controlar la concentración de alcohol en la solución final. La concentración de H2O2 se puede medir por medio de volumetría, se puede hacer un control aún más estricto por medio de cromatografía de gases usando el método volumétrico para controlar el contenido de alcohol y el peróxido de hidrogeno, respectivamente. Además la ausencia de contaminación microbiana con sus esporas, se puede verificar por medio de filtrado.

Las enseñanzas sobre el control de calidad

Método

Los productores se defienden usando alcoholímetros locales.
Siete productores enviaron muestras a hospitales de la universidad de Ginebra, Suiza, para someterlas a comprobaciones de calidad por medio de cromatografía de gases y métodos volumétricos, con el fin de controlar el contenido de alcohol y peróxido de hidrógeno.
Se logró una alta calidad con tres formulaciones que incorporaban una fragancia o hidratantes especiales a la formulación de la OMS.
Sobre el clima, algunas muestras de Malí, que se habían conservado en un clima tropical y sin air acondicionado, ni ventilaciones especiales, eran conformes a los parámetros de calidad óptima, en todas las muestras hasta 19 meses después de la elaboración.

Distribución

Para evitar la contaminación de organismos generadores de esporas sería preferible usar botellas desechables, aunque el uso de botellas esterilizables y reutilizables, podría reducir costos.

Se deben tener recipientes de máximo 500 mililitros, para evitar la evaporación. Los recipientes deben estar a prueba de fugas y con capacidades inferiores a 100 mililitros para distribuir entre los profesionales sanitarios, aunque se debe señalar que el uso de esos productos se debe limitar a la atención sanitaria.

La unidad de producción o llenado debe cumplir normas de limpieza y desinfección de las botellas, como el hervirlas, desinfecciones químicas, las botellas desechables no deben rellenarse hasta que el producto presente no haya sido usado completamente y el recipiente esté desinfectado.

Normas de seguridad

En cuando a los cuidados de piel, desinfectar las manos con productos a base de alcohol, es mejor tolerado que hacerlo con agua y jabón. Todo producto que se use para limpiar manos debe ser lo menos tóxico posible para que cumpla con los parámetros establecidos.

En cuanto a la seguridad del producto, se tiene que tener especial cuidado con él, porque hay peligro de que se prendan fuego y por ello para su proceso en todo momento hay que tener cuidado.

Temperaturas de ignición

Las temperaturas de ignición con el alcohol y el etanol es de 17,5° C y 19° C en climas calientes toca almacenarlo correctamente. Por eso es que es tan estricto que solo se fabriquen un máximo de 50 litros y por supuesto está prohibido generar llamas cerca o humo.

Ingestión accidental

Es poco probable que alguien consuma el producto, pero en caso de que se esté en área con niños o personas que lo consuman, se recomienda agregarle sustancias como metiletilcetona o el benzoato de denatonio a productos para que su sabor sea desagradable y no se consuma al menos en grandes cantidades. Claro, esto es para casos excepcionales, porque el sabor desagradable podría quedar en las manos y pasarse a los alimentos sin contar que esto aumenta los costos de producción.

Conclusión

Como pudiste ver, hay dos tipos de geles antibacteriales que recomienda la OMS, comprobados por ellos y con unas especificaciones sumamente claras para que se siga al pie de la letra. Aunque ellos hablan en un lenguaje técnico, dando detalles de la producción para quienes deseen hacerlo de forma masiva para hospitales, laboratorios o venta, también es posible hacerlo a nivel local.

Por supuesto, siempre y cuando se cumplan con las medidas sanitarias y de seguridad para hacerlo.

La guia descrita es muy clara, se muestran los elementos necesarios y su porcentaje, el cual debe seguirse para que cumpla con lo que se busca.

Se habla de cómo preparar recetas de diez litros, la cual se puede adaptar con una ecuación simple, al número que se quiere llegar.

Luego de explicar todo lo que se requiere y los cuidados con ellos, se da el paso a paso para la preparación, el cual es importante no solo por la seguridad, sino por la calidad del producto final.

Se habla de las ventajas de desinfectarse las manos cada tanto, la preparación de estas acorde a lo que se necesite, desde tenerlas limpias por los tiempos que corren, hasta desinfectarlas por fines quirúrgicos.

La guía presente, tiene contenido para personas de a pie que no maneja conocimiento técnico sobre química, hasta los más preparados médicos que conocen sobre medicina y química.

Entonces, teniendo en tus manos la forma de hacer buenos antibacteriales, no queda más que reunir los elementos y empezar a hacerlo, recuerda que la calidad siempre va a depender del cuidado que tengas en su preparación.

www.ingramcontent.com/pod-product-compliance
Lightning Source LLC
Chambersburg PA
CBHW050800250726
48662CB00005B/2326